LA SYPHILIS

DÉBARRASSÉE DE SES DANGERS

PAR LA

MÉDECINE HOMŒOPATHIQUE.

AVIS IMPORTANTS POUR LES FEMMES

Et Considérations nouvelles sur la Gale, les Scrofules, les Dartres
et autres affections de la peau,

PAR

LE DOCTEUR ACHILLE HOFFMANN,

DE LA FACULTÉ DE MÉDECINE DE PARIS.

« Le silence devient un crime
quand il compromet la vie de nos semblables. »

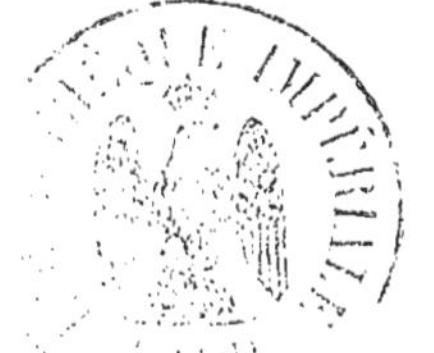

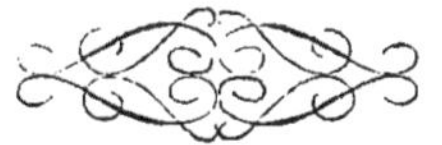

PARIS

Chez { J.-B. BAILLIÈRE, Rue Hautefeuille, 19.
{ AMYOT, Rue de la Paix, 8.

—

MDCCCLVII

PRÉFACE.

Reçu docteur à vingt-deux ans, après des études consciencieuses, je n'ai jamais admis comme des réalités les théories plus ou moins brillantes de nos professeurs. Dès ma thèse inaugurale, je combattais les doctrines pernicieuses de Broussais, et, pendant six années que j'exerçai la médecine ordinaire, guidé par un éclectisme raisonné, je pris de chaque système ce qui me semblait le moins mauvais.

J'avais fait une étude particulière des maladies vénériennes : je connaissais parfaitement la marche des virus dans l'économie, et je me serais gardé, comme d'une mauvaise action, d'employer aucun agent répercussif dans les symptômes primitifs de cette affection.

Enfin, toujours poussé par le besoin d'arriver à la vérité, je consacrai mes veilles à l'homœopathie, et je reconnus, à la certitude de ses effets curatifs, qu'elle constitue réellement l'art de guérir.

En 1833, voulant que l'humanité souffrante profitât le plus promptement possible de cette précieuse découverte d'Hahnemann, j'entrepris seul à Paris la propagande homœopathique ; et comme il était important que mes brochures, adressées aux gens du monde, pussent être mises sans inconvénient dans toutes les mains, il ne fallait pas que quelques mots techniques en rendissent la lecture impossible aux femmes et aux jeunes filles qui, si souvent, ont besoin de nos soins et répandent l'homœopathie avec toute l'effusion de cœurs reconnaissants. Aujourd'hui que vingt-quatre années de succès dans Paris ont acquis à cette doctrine de nombreux partisans, je crois de mon devoir de traiter un nouveau sujet de la plus haute importance : je veux parler de la syphilis. Trop longtemps cette maladie a été la terreur de l'humanité et l'écueil de la médecine ; il faut qu'on la juge ce qu'elle est ; c'est-à-dire aussi facile à guérir pour nous, quand elle n'a pas été mal commencée, que beaucoup d'autres affections. Bientôt, j'espère, tous les jeunes gens auront la conviction de ce que nous pouvons faire ; alors cessera d'apparaître, chez ceux qui seront atteints de la syphilis, le hideux cortége des maladies chroniques, et l'on ne verra plus ces générations scrofuleuses qui accusent l'insuffisance et les dangers de la médication actuelle ; alors aussi, j'aurai atteint un but auquel n'ont cessé de tendre mes infatigables efforts.

QUELQUES RENSEIGNEMENTS

LA SYPHILIS.

Je ne m'étendrai pas sur l'origine plus ou moins incertaine de cette maladie, que les uns font remonter au temps des croisades, les autres à la conquête du Mexique par les Espagnols, tandis que des médecins fort érudits attribuent son développement à la dégénérescence de plusieurs autres affections, et affirment, sans en faire grâce aux siècles les plus reculés, que la vérole existait déjà du temps de Moïse. Ce sujet a été traité avec les plus grands détails dans plusieurs ouvrages sur les maladies vénériennes. Tout le monde peut les consulter. Mais, quelle que soit la cause originelle de la syphilis et l'époque de son apparition en Europe, il est hors de doute que cette affection, éminemment contagieuse, continue d'y sévir pour le malheur de l'humanité.

Les anciens auteurs qui ont écrit sur la syphilis en font un tableau effrayant. Les progrès du mal marchaient avec une telle rapidité, que les remèdes les plus énergiques ne pouvaient les arrêter.

De nos jours, les symptômes d'invasion présentent beaucoup moins de gravité; mais cette maladie a gagné en fréquence ce qu'elle a perdu en intensité.

Les médecins, depuis des siècles, emploient contre la vérole une substance puissante que le hasard mit aux mains
d'un moine : c'est le *mercure*, incontestable modificateur du
chancre. Les sommités médicales sont heureuses d'y avoir
recours, mais elles ne savent pas s'en servir. Aussi la syphilis, rarement guérie par elles, n'est-elle le plus souvent
qu'atténuée au moyen de ce précieux spécifique, dont on
fait chaque jour un déplorable abus. Alors, sous l'influence
d'un excès de mercure qui empoisonne l'économie, survien-
nent des symptômes propres au médicament, et que l'on
confond avec ceux du virus même. Comment se fait-il que ce
soient précisément ceux qui devraient se tenir au courant
des progrès de la science, à cause de la spécialité de leur pratique (la syphilis), qui se complaisent aveuglément dans les
ornières de la routine? Tout homme de l'art qui a réfléchi
sur les effets du mercure, tant sur le vice vénérien que sur
l'économie animale, y trouve la preuve saisissante de la vérité homœopathique. Vainement Hahnemann, notre illustre
maître, le plus grand génie médical qui ait paru, leur crie
avec l'autorité de l'expérience : « Médecins de l'ancienne
École, vous donnez des doses qui sont des millions de fois
trop fortes ; un atôme de mercure suffit pour guérir le chancre, sans aucune crainte de récidive. Rappelez-vous la loi
homœopathique : *Le mercure ne guérit la plupart des symp-*
tômes de vérole récente ou constitutionnelle, que parce qu'il
est susceptible de développer des symptômes en tout sembla-
bles chez l'individu sain qui s'en administre une certaine
quantité. Ouvrez donc enfin les yeux à la lumière ! Pensez
à la vaccine! Combien faut-il de virus-vaccin pour préserver
de la petite vérole? Une seule gouttelette suffit pour des milliers d'enfants. Si vous suivez la méthode dont je gratifie

l'humanité, je fais de vous des *sauveurs*, et vous ne ferez plus de victimes ! »

Les homœopathes ne sont point restés sourds à la voix de ce grand médecin. Ils ont étudié consciencieusement les œuvres qu'il a transmises, et dans la matière médicale homœopathique, ils trouvent des remèdes assurés pour combattre spécifiquement les variétés de la vérole, quelles qu'elles soient ; et comme les doses qu'ils administrent sont extrêmement faibles, jamais elles ne donnent lieu aux symptômes graves que développent le *mercure* et l'*iodure de potassium* entre les mains des médecins ordinaires.

Le temps n'est pas éloigné où l'évidence des faits forcera tous les médecins à pratiquer l'homœopathie, s'ils ne veulent être abandonnés par les malades lassés de leurs insuccès.

DANGERS DES MÉTHODES RÉPERCUSSIVES.

M. Ricord a, sur la syphilis, des idées qui lui sont propres, et comme son titre de chirurgien en chef de l'hospice des vénériens, donne à ses opinions médicales un très grand poids, il est de mon devoir d'en signaler les dangers.

Les symptômes primitifs de la syphilis, *chancres* et *blennorrhagies* (1), considérés par la plupart des praticiens comme des variétés d'un même virus, sont divisés par lui en *syphilitiques* et en *vénériens : syphilitiques*, pouvant infecter toute l'économie ; *vénériens*, ne laissant à redouter rien de semblable, à moins qu'il ne se trouve un chancre dans l'urètre. Selon ce praticien, on peut très facilement prévenir les suites funestes de l'infection par la méthode suivante :

Traitement prophylactique de M. Ricord.

« Le traitement de la vérole constitutionnelle peut se di-
« viser en traitement *prophylactique* et en traitement *curatif*.
« Et d'abord le traitement prophylactique par excellence de
« la vérole constitutionnelle, c'est le traitement abortif (2)
« du chancre ; du chancre, point de départ de tous les phé-
« nomènes que l'on peut observer plus tard. Détruisez le
« chancre au premier, au deuxième, au troisième, au qua-
« trième ou même au cinquième jour après le coït infectant,
« détruisez-le complètement, foncièrement, et vous n'aurez
« *jamais* d'accidents constitutionnels. Ce n'est pas là une
« vue purement spéculative, c'est le résultat de milliers
« d'observations, de milliers d'expériences. »
(Journal l'*Abeille médicale*, page 221, année 1845.)

---

(1) Blennorrhagie ou Gonorrhée.
(2) Pour empêcher le chancre de se développer.

M. Ricord emploie aussi le traitement abortif, c'est-à-dire la cautérisation, au début de la blennorrhagie.

Ce professeur affectionne particulièrement son traitement prophylactique, et pour engager les malades à se plier à cette nouvelle méthode, qu'il déclare sans aucun danger, il recourt aux mêmes arguments dont il se sert auprès des jeunes médecins, ses disciples de l'hospice du Midi. M. Ricord prétend qu'il n'y a que deux modificateurs de la syphilis : le *mercure* et l'*iodure de potassium*. Le mercure, pour combattre le chancre, l'iodure de potassium pour la vérole constitutionnelle.

Dans une de ses leçons sur les doses de mercure à administrer, et la durée du traitement, le chirurgien en chef des vénériens dit que le mercure doit être pris pendant deux, quatre, cinq et même six mois consécutivement ; qu'il faut le continuer longtemps après la disparition des symptômes, et qu'après cette précaution, on ne peut savoir encore si des accidents graves, consécutifs, ne se manifesteront pas au bout de dix, de quinze, de vingt et même de trente ans ; il cite plusieurs exemples de ces récidives (1).

On lit dans un article intitulé : *Revue hebdomadaire*, une déclaration désespérante de M. Ricord, cet ancre de salut auquel s'attachent avec tant de confiance tous les gens riches qui contractent la vérole : « Il n'est pas possible, dans l'état

---

(1) Je crois utile de citer ici l'opinion de M. Vidal (de Cassis), sur l'*iodure de potassium*. Ce médecin est aussi attaché à l'Hospice des vénériens. « Mais si « l'*iodure de potassium* possède une action si puissante contre la maladie sy- « philitique, il est loin de mettre à l'abri des récidives. Rien au contraire « n'est plus commun que de voir reparaître les accidents traités par cet agent, « surtout les accidents du côté des os, etc. » (*Gazette des Hôpitaux*, page 325, année 1847.)

« actuel de la science, peut-être ne le sera-t-il jamais, même
« après les traitements les plus méthodiques, d'assigner une
« limite après laquelle on puisse dire à un malade : Vous
« êtes radicalement guéri, et vous n'aurez plus désormais
« d'accidents syphilitiques, quels qu'ils soient. »

Ce praticien, à spécialité, n'a donc aucune confiance dans
ses ressources ? Il ne voit de salut pour ses malades que dans
la méthode abortive ou répercussive, alors que l'Académie
de médecine tout entière s'élève contre cette déplorable pratique, qui ne peut servir qu'à la propagation de la vérole.

Je vais citer, sur ce sujet, l'opinion de plusieurs des membres les plus éclairés de cette société savante (séance du
1ᵉʳ juin 1847) (1). Les questions suivantes avaient été posées :
« Un chancre primitif peut-il être éteint, dès son début, par
« la cautérisation, de manière à rendre inutile tout traitement
« général ?

« Le chancre est-il primitivement un mal local, et com-
« bien de temps reste-t-il un mal local ?

« La blennorrhagie est-elle toujours un symptôme syphi-
« litique ? N'est-elle susceptible de donner lieu à l'infection
« syphilitique que lorsqu'elle est produite par un chancre
« dans l'urètre ?

« Le traitement abortif de la *blennorrhagie* met-il à l'abri
« des accidents consécutifs ?

« Enfin, est-il une limite appréciable au-delà de laquelle,
« après la brusque cessation d'un symptôme primitif, *chan-
« cre* ou *blennorrhagie,* on n'ait plus à craindre le dévelop -
« pement de ces accidents consécutifs ? »

---

(1) Depuis cette page jusqu'à la page 12 je cite textuellement la *Gazette
Médicale*.

Il suffit d'énoncer ces questions pour en faire apprécier toute la portée et toute l'importance, au point de vue pratique. M. Gibert, à qui elles étaient adressées comme à un homme des plus compétents, n'a pas hésité à mettre la *blennorrhagie* et le *chancre* sur la même ligne, comme symptômes susceptibles de donner lieu au développement ultérieur des phénomènes généraux d'infection, non pas après une période limitée, comme on l'a prétendu dans ces derniers temps, mais après dix, quinze, vingt-cinq, trente ans, c'est-à-dire dans un terme illimité, sans que, dans ce long intervalle, il se soit manifesté aucun signe apparent de maladie, et qu'aucune infection nouvelle ait pu donner le change sur la réalité de cette longue incubation.

L'opinion de l'Académie a été unanime sur tous ces points, aussi bien que sur ce qui concerne les méthodes abortives.

De plus, il s'agissait de savoir si l'affection locale précède l'infection générale, ou si celle-ci a déjà eu lieu lorsque les premiers symptômes de la maladie se manifestent. Cette question a été posée par M. Bousquet, qui avait devers lui de puissants motifs pour pencher vers la seconde solution (c'est-à-dire que l'infection générale précède l'affection locale). En effet, c'est ainsi que se passent les choses dans la *vaccine :* ici l'effet général précède l'effet local ; le virus-vaccin a déjà produit dans l'économie la modification qui lui est spéciale, avant qu'elle se manifeste par l'éruption vaccinale. C'est par des expériences directes et concluantes que M. Bousquet a mis ce fait hors de doute.

D'un autre côté, les faits rapportés par M. Renault ne sont pas moins importants : cet habile expérimentateur, après avoir inoculé *la morve* à des animaux, a cautérisé, détruit, enlevé les lambeaux de téguments sur lesquels l'inoculation avait été pratiquée, d'abord trois jours, puis deux jours, puis vingt-quatre heures, puis douze heures seulement après l'inoculation, et, dans tous les cas, la morve s'est développée, comme s'il n'avait rien fait. Ce sont là des faits d'analogie qui pèsent d'un poids considérable dans la question.

M. le professeur Roux pense que le *chancre* est, sans contredit, le symptôme le plus grave et le plus infectant, mais que la *blennorrhagie* est loin d'avoir l'innocuité que quelques personnes semblent lui reconnaître. « Pour mon compte, « dit-il, je me défierais toujours de la *disparition* brusque, « rapide, de la *blennorrhagie*, quelque récente qu'elle fût. « Si la syphilis consécutive est plus rare à la suite de la *blen-* « *norrhagie* qu'à la suite du *chancre*, elle est, en revanche, « beaucoup plus grave et plus rebelle. Quant au *chancre* que « l'on prétend exister dans l'urètre, ma conviction profonde « est que c'est là une pure hypothèse, qu'il n'en existe en « réalité presque jamais.

« En résumé, ma conviction est : qu'il y a *danger réel* à « provoquer la rétrocession ou la disparition brusque de la « blennorrhagie. »

Cette opinion est aussi celle de M. le professeur Velpeau.

M. Moreau s'exprime en ces termes : « Il m'est très sou- « vent arrivé de voir de malheureux jeunes gens qui, se « croyant guéris sur la foi de leurs médecins, après un trai- « tement anti-phlogistique ou une simple cautérisation « abortive, se sont mariés, et ont infecté leur femme et leurs « enfants, bien qu'ils n'eussent actuellement eux-mêmes « aucun symptôme apparent de vérole. » (*Gazette médicale* « *de Paris*, page 430, année 1847.)

Ce fut en 1845 que M. Ricord recommanda aux jeunes médecins sa méthode abortive, et qu'il en fit la funeste application à son hôpital et dans sa nombreuse clientèle. Que de victimes n'a-t-elle point faites cette méthode si chaleureusement préconisée devant des jeunes gens sans expérience, qui acceptaient comme des faits inconstestables la parole du maître : car c'est seulement deux ans après, que l'Académie de médecine, épouvantée des malheurs qui en étaient le résultat, se décida à signaler la méthode abortive ou prophylactique comme pernicieuse à l'humanité. Maintenant, beaucoup de praticiens ont reconnu les dangers de ce traitement ; mais comme M. Ricord, ainsi que ses disciples, continuent de pratiquer la méthode abortive, je crois de mon devoir de révéler ce que mon expérience m'a appris sur les maladies vénériennes récentes.

DE LA BLENNORRHAGIE.

La syphilis, qui se contracte le plus ordinairement par les rapports sexuels avec une personne malsaine, peut aussi se communiquer par le contact d'une partie quelconque naturellement dépourvue ou accidentellement débarrassée d'épiderme. Ainsi un baiser lascif, un doigt souillé de pus et porté à l'œil, sur la lèvre, ou dans le nez ; une simple écorchure par où le virus pénètre, sont autant de causes suffisantes pour inoculer la maladie vénérienne.

Les symptômes sont loin d'être toujours les mêmes, et comme ils exigent aussi des traitements différents, je vais donner une description succincte des principaux, en les rangeant par ordre de fréquence.

L'écoulement vénérien, connu sous le nom de *chaude-pisse, gonorrhée* ou *blennorrhagie,* survient du troisième au quinzième jour après un coït impur : à cette époque, qui varie comme je l'indique, on ressent vers l'extrémité de la verge, puis le long du canal, un léger chatouillement qui peu à peu augmente de force et devient désagréable ; quelques gouttes d'une matière filante et transparente s'échappent de l'orifice de l'urètre ; en peu de jours la cuisson devient vive en urinant, la matière se colore en jaune, puis en vert, et les érections déterminent de vives douleurs. Souvent l'expulsion de l'urine amène du sang. Ces symptômes sont caractéristiques, leur virulence n'est point contestable ; dans cet état, la maladie peut se communiquer par les rapports sexuels, et une goutte du liquide sécrété suffit pour déterminer une ophthalmie vénérienne du plus mauvais caractère si, par inadvertance, on vient à en souiller l'œil.

Cette affection n'est point toujours identique : beaucoup de praticiens ne voient dans la variété de ses symptômes qu'un degré d'intensité plus ou moins grand, tandis que, de fait, elle présente des différences prononcées qui doivent faire modifier le traitement. Aussi les homœopathes administrent-ils des médicaments qui varient suivant les cas accidentels.

Plusieurs médecins ont donné le *mercure* contre cette affection, croyant qu'il la modifierait comme le chancre. Ce remède n'ayant point réussi, ils ont conclu de cette inefficacité que le mal n'était point vénérien ; ils auraient dû simplement constater que le *mercure* n'est pas le spécifique de la *blennorrhagie,* mais qu'il y en a d'autres, car tous les esprits justes s'accordent à reconnaître la virulence de cette variété de la syphilis. Aussitôt que l'écoulement paraît, il faut recourir à l'homœopathie, qui guérit radicalement cette maladie en peu de temps, sans qu'aucun accident consécutif soit à redouter. On évite avec son secours le gonflement des testicules toujours grave dans ses conséquences, les rétrécissements du canal, les ulcérations, qui nécessitent l'emploi des moyens chirurgicaux, rarement curatifs dans ces affections rebelles. Le régime homœopathique permet une alimentation suffisante pour que le malade puisse vaquer à ses affaires. Il n'est nullement douloureux, ni assujétissant, ni même désagréable.

Que mes lecteurs, s'ils veulent éviter les maladies chroniques, repoussent par dessus tout les injections, les cautérisations, les astringents, le copahu et le cubèbe.

Beaucoup de jeunes gens demeurent dans une fausse sécurité, et se bornent à un traitement illusoire, parce qu'ils se croient affectés d'un simple *échauffement*, dont les conséquences ne peuvent être graves; je veux faire disparaître toute confusion possible entre l'*échauffement* sans danger et la *blennorrhagie*, qui exige toujours un traitement méthodique.

L'irritation de l'urètre, et de la verge en général, après des excès multipliés dans le coït avec une femme qui peut être saine, se fera sentir le lendemain même d'une nuit de débauche. Le moyen de constater son peu de gravité consiste : *à se mettre au repos, à prendre plusieurs bains tièdes, à faire usage de lait pour toute nourriture, et à boire de l'eau pure en abondance.* Si la femme n'était pas malade, les symptômes diminueront promptement sous l'influence de ce régime calmant, et disparaîtront complètement au bout de trois ou quatre jours. Au contraire, si la femme était malade, les douleurs deviendront plus vives, l'écoulement continuera à augmenter, et la maladie suivra la marche ordinaire de la *blennorrhagie.* Certaines personnes , qui ne savent rien sur l'homœopathie , hésitent à recourir à nos soins, parce que, terrifiées par les symptômes vénériens, elles n'osent tenter un essai, et confier la guérison d'un mal si grave à nos atômes médicinaux.

Qu'elles réfléchissent donc à l'atôme du virus qui, en pénétrant chez elles, par absorption, a développé le mal compliqué qui les effraie. Elles trouveront alors nos remèdes bien plus en harmonie avec la cause première de leurs souffrances, que ces masses de drogues allopathiques propres seulement à altérer la constitution, et à développer elles-mêmes de graves maladies, telles que : *inflammations d'estomac, d'intestins, de vessie ; rétrécissements du canal, impossibilité d'uriner, impuissance,* etc.

Je pourrais ajouter, afin de fixer l'attention des incrédules (1), que les doses si faibles de médicaments, administrées par les homœopathes, ont été reconnues indispensables pour guérir sans aucun accident. En effet, si cette exiguité n'était pas absolument nécessaire, on donnerait des doses plus fortes et la nouvelle médecine inspirerait plus de confiance.

---

(1) Les personnes qui désirent connaître la réfutation de tout ce qu'avancent les ennemis de l'homœopathie, peuvent se procurer : *L'Homœopathie exposée aux gens du monde,* par le D' Achille Hoffmann.

DU CHANCRE.

Le chancre ou ulcère vénérien, seconde variété de la syphilis, se développe le plus souvent du troisième au huitième jour, après un commerce impur, quelquefois même plus tard. Dans ce cas, il est dit *primitif;* le chancre *consécutif* est le résultat d'une récidive après un traitement mal dirigé; nous ne parlerons ici que du *chancre primitif,* afin d'éclairer celui qui contracte cette affection pour la première fois. Ses places les plus communes sont : le frein de la verge, la couronne du gland, le prépuce ou enveloppe du gland, et le gland lui-même.

A son début, on aperçoit un petit point rouge surmonté bientôt d'une vésicule transparente, grosse comme un grain de millet, qui se crève, creuse, s'étend, et constitue une petite plaie appelée ulcère, dont l'étendue, la forme et l'aspect varient suivant l'espèce du chancre.

On ne confondra pas ce qui fait l'objet de cette description, avec une érosion ou écorchure que l'on remarque immédiatement après un coït exercé sans précaution, et qui disparaît en peu de jours.

Les chancres peuvent être en nombre variable, depuis un jusqu'à quatre ou cinq.

Le *virus chancreux* diffère entièrement du virus *gonorrhéique,* l'un n'exclut pas l'autre; aussi voit-on souvent, sur un même sujet, *gonorrhée* et *chancre;* on peut même encore rencontrer à la fois le *bubon* et les *végétations,* mais ces cas sont fort rares.

Je ferai remarquer que le chancre, comme la blennorrhagie, présente de nombreuses variétés qui exigent le coup-d'œil d'un médecin exercé, car il n'est point indifférent d'employer telle ou telle substance homœopathique ; et comme il y a beaucoup de remèdes, la guérison dépend du choix parfaitement convenable. Sans cette condition d'absolue nécessité, il n'y a pas de spécifique.

Les médecins allopathes échouent souvent dans le traitement du chancre, parce que cette maladie, qui présente de grandes variétés, ne peut céder dans tous les cas, à un seul et même médicament. C'est comme pour le traitement des *fièvres intermittentes*, les médecins de l'ancienne école ne connaissent que le sulfate de quinine. Sans doute, ce spécifique est précieux, puisqu'il guérit, à faible dose, un grand nombre de fièvres, mais encore faut-il qu'il soit homœopathique, c'est-à-dire en rapport avec les symptômes qui existent chez le malade, autrement, pas de guérison possible, quelle que soit la dose que l'on en donne. Pour les fièvres intermittentes comme pour toutes les autres maladies, les homœopathes ont des remèdes spécifiques ; ils emploient aussi le quinquina, mais seulement dans les cas où il se trouve homœopathique, ce qu'ils constatent en relevant les symptômes que présente le malade ; alors, la guérison est assurée.

TRAITEMENT DU CHANCRE.

Le mauvais traitement du chancre amène souvent le bubon ; ce nouveau symptôme se développe en peu de jours ; j'en parlerai dans le chapitre suivant. Nous avons vu ce que l'Académie de médecine pense de la prophylaxie ou traitement abortif du chancre : à ses yeux, cette méthode ne peut conduire qu'à la propagation de la syphilis. Il ne faut donc jamais consentir à un traitement externe, à l'exception de bains locaux dans l'eau tiède, et de l'application de charpie sèche pour absorber le pus. Toute friction, pommade, cautérisation, est pernicieuse, répercute le virus et détermine l'engorgement des glandes inguinales appelé *bubon* ou poulain.

Les malades qui veulent guérir radicalement, et qui tiennent surtout à avoir des enfants sains et non scrofuleux, doivent s'adresser, dès le début, à l'homœopathie, qui détruira le principe du chancre en un mois ou cinq semaines, quelquefois plus tôt. Cette méthode curative, qui ne force point à garder la chambre, permet une alimentation convenable pour entretenir les forces, et ne laisse aucune trace de virus dans l'économie.

DU BUBON.

Le *bubon* ou poulain est une tumeur plus ou moins volumineuse, qui se développe dans la région inguinale. Plusieurs auteurs affirment qu'il peut constituer un symptôme d'invasion de la syphilis, moi je ne l'ai jamais vu apparaître seul. Au reste, comme il se développe peu de temps après l'infection, grâce au traitement répercutif de la *blennorrhagie* ou du *chancre*, nous devons le signaler aux jeunes gens comme pouvant les affecter très souvent.

Quand le virus syphilitique répercuté a fait naître le *bubon*, si le malade consulte promptement un médecin habile et consciencieux, cette affection consécutive peut être encore guérie assez promptement ; mais si les répercussifs sont employés de nouveau, la vérole devient essentiellement constitutionnelle.

Le bubon attaque également les deux sexes, cet engorgement glanduleux est fort douloureux ; quand il est à l'état aigu, il force à garder le lit, donne de la fièvre et exige des soins particuliers qu'il est prudent de ne point faire attendre. Souvent, la tumeur fortement enflammée s'ouvre et donne lieu à une longue suppuration, qui entraîne nécessairement des cicatrices fort laides et trop significatives.

Quelques auteurs ont aussi donné le nom de bubons à des tumeurs également vénériennes, qui se développent dans la région sous-maxillaire, le plus souvent à la suite d'un chancre survenu à la lèvre ou bien dans le creux de l'aisselle, quand le chancre attaque le mamelon du sein. Souvent encore, le *bubon*, quelle que soit la place qu'il occupe, peut être regardé comme une récidive de syphilis ancienne et mal guérie.

Le bubon récent, quand il n'a pas encore été traité, cède promptement aux remèdes homœopathiques, sans qu'il soit nécessaire d'appliquer des sangsues ni aucun topique; le traitement est plus long, quand l'engorgement est passé à l'état chronique.

DES VÉGÉTATIONS SYPHILITIQUES ET AUTRES.

Les *condylômes* ou *excroissances*, les *verrues*, les *poireaux*, et autres végétations qui se développent sur les parties génitales de l'homme et de la femme, ou sur d'autres parties du corps, exigent un traitement spécial, et cèdent fort rarement au *mercure*. Pour les guérir radicalement, il ne faut employer ni caustique, ni excision, car ces moyens sont insuffisants, et laissent presque toujours reparaître la maladie.

L'homœopathie triomphe aussi de ces symptômes rebelles aux ressources de la médecine ordinaire. Toute chose égale d'ailleurs, les végétations primitives sont plus faciles à guérir que celles qui sont consécutives, c'est-à-dire qui se reproduisent après avoir été détruites par les ciseaux ou le caustique.

Les verrues ne sont pas toujours syphilitiques, elles constituent un vice à part, et demandent par cela même un traitement particulier. L'homœopathie parvient à en détruire le principe et les guérit sans aucune application.

FUNESTES SUITES DE L'EMPLOI DU MERCURE.

L'abus que la plupart des médecins font du mercure développe des symptômes de maladie fort graves qui se rattachent à ce poison, en tête desquels il faut placer la salivation.

Fréquemment le mercure produit des ulcérations très rebelles, en tout semblables à celles de la syphilis répercutée. Elles dévorent la gorge et le voile du palais ; souvent même, elles attaquent les fosses nasales, détruisent les os du nez et perforent la voûte palatine. Les chancres mercuriels peuvent également ronger le gland et le prépuce.

Voici le plus souvent la cause de tous les accidents : La plupart des praticiens ignorent que la complication du vice de la gale vient entraver le traitement syphilitique, il suit de là qu'un chancre qui aurait cédé à une petite dose de mercure, résiste et n'en reçoit aucune modification, le médecin étonné double, puis triple la dose du poison, d'où résultent les accidents mercuriels ; quand on sait que le vice psorique existe, il faut d'abord l'attaquer, puis s'occuper du chancre.

CONSEILS PARTICULIERS AUX FEMMES.

Tout ce que j'ai dit de la *blennorrhagie,* des *chancres,* des *bubons,* des *végétations* chez les hommes, présente peu de différence chez les femmes. Cependant, une circonstance assez commune peut les induire en erreur. Beaucoup d'entre elles, même pendant leur virginité, sont affectées de flueurs blanches plus ou moins abondantes, plus ou moins âcres et irritantes; il suit de là qu'elles se méprennent souvent sur leur position réelle pendant la *blennorrhagie.* En effet, comme elles éprouvent ordinairement un peu de chaleur et d'ardeur aux parties génitales, elles n'attribuent pas à une maladie nouvelle une irritation un peu plus vive, qu'elles supposent devoir être seulement passagère et sans importance; aussi laissent-elles souvent le mal s'aggraver parce qu'elles demeurent dans une fausse sécurité.

Celles, au contraire, qui sont dans un état de sécheresse habituelle, se tiennent en garde, si les parties deviennent humides, et ne peuvent se méprendre, quand il se manifeste chez elle un écoulement accompagné de cuisson et d'ardeur en urinant.

Chez la femme, le siége de la blennorrhagie est le vagin : l'inflammation se propage à toute la vulve et irrite le méat urinaire, d'où résulte la douleur dans l'excrétion de l'urine, et le fréquent besoin d'uriner.

Les chancres suivent, dans leur développement, la même marche que chez l'homme. Ils occupent, de préférence, la fourchette, puis les grandes et les petites lèvres, le clytoris, le vagin et le col de la matrice.

Quant aux bubons et aux végétations vénériennes, ils se

présentent chez la femme absolument dans les mêmes conditions que chez l'homme.

La grossesse vient souvent compliquer la position fâcheuse d'une femme qui a contracté la syphilis ; non-seulement cet état ne contre-indique pas un traitement en règle, mais il le rend tout-à-fait indispensable, afin que le fœtus, purifié par les médicaments que prend la mère, soit débarrassé de tout virus, et vienne au monde parfaitement sain.

De graves erreurs sont commises journellement dans le traitement des maladies des femmes ; sans doute il n'est pas impossible qu'une excoriation, un petit point ulcéré par un frottement quelconque, ne se développe spontanément sur le col de la matrice ; mais sur vingt cas traités par la cautérisation, dix-huit au moins ne sont autre chose que des chancres vénériens, communiqués par des hommes qui, se croyant guéris depuis longtemps, sont loin de se douter qu'ils recèlent en eux le *virus syphilitique,* et produisent, à la longue, l'infection par l'émission d'un sperme impur dont une partie est absorbée.

Je ne puis omettre, dans ce chapitre, de signaler un abus que je ne veux point qualifier : Il existe des médecins qui, sans aucune espèce de retenue, appliquent quotidiennement le *speculum* à leurs malheureuses malades, et leur font souffrir, sans nécessité et même à leur grand détriment, une torture physique et morale. Le *speculum* est indispensable pour reconnaître l'état des organes, pour faciliter certaines opérations chirurgicales, et l'application de divers topiques ; mais son action froissante et contondante a des dangers réels, et rendrait malade une femme en santé qui se prêterait fréquemment à la distension contre nature exercée par cet instrument trop en faveur aujourd'hui.

Le vice psorique joue aussi un rôle important dans les maladies de matrice ; c'est dire assez combien les *cautérisations* sont pernicieuses, car ce sont elles qui amènent souvent le *cancer*. Aussi, ne saurait-on trop recommander aux femmes de ne s'adresser qu'aux médecins dont la réputation, comme science et moralité, est universellement reconnue, car autrement, on doit craindre de ne point voir arriver à bonne fin un traitement qui offre tant de difficultés.

RÉFLEXIONS IMPORTANTES

SUR LA GALE ET LES DARTRES.

On pense généralement que la gale est une affection particulière aux pauvres, et que la classe riche en est exempte. C'est une erreur. Ce vice est fort commun, et répandu sur presque toute la société. On peut le contracter d'un moment à l'autre, en touchant le bouton d'une porte, la rampe d'un escalier, une queue de billard, etc., si un galeux a porté la main sur l'un de ces objets. Cette maladie est fâcheuse par le dégoût qu'elle inspire, mais elle est surtout redoutable à cause de ses terribles conséquences.

La gale connue aussi sous le nom de *psore* ou *vice psorique,* ne se produit pas seulement par une contagion directe ; nous en sommes bien plus souvent infectés par transmission de nos parents, d'une nourrice et de la vaccine ; il est difficile d'échapper à ce virus directement ou indirectement ; presque tout le monde en est plus ou moins entaché, parce que les médécins ne le guérissent pas mieux que la syphilis, et se bornent à le répercuter, par *des bains, frictions, pommades, onguents, cérats et autres moyens externes,* qui ne débarrassent la peau qu'aux dépens des organes intérieurs, vers lesquels il y a refoulement du principe de la gale.

La psore souvent se combine avec le vice vénérien, et rend la guérison de ce dernier beaucoup plus difficile. Quand elle est répercutée chez un sujet de bonne constitution, menant une vie active et sans soucis, elle peut, comme la syphilis, rester pendant de longues années à l'état latent ; puis, tout-à-coup, sous l'influence d'une cause débilitante, elle semble se réveiller et donne naissance à un grand nombre de maladies rebelles, telles que : *aliénation mentale, apoplexie, paralysie, toutes les affections des yeux, la surdité, l'asthme, la phthisie pulmonaire, la goutte, le rhumatisme, les scrofules, les maladies des reins, de la vessie, du foie.* Quand elle est compliquée de syphilis par transmission héréditaire, la gale produit : *les dartres, la disposition aux érésypèles, la teigne, et toute espèce d'éruption.* Les affections graves de la *matrice, flueurs blanches, relâchement, abaissement, engorgement. ulcération du col,* en sont souvent aussi les tristes résultats.

C'est à la psore héréditaire, si commune de nos jours, à cause des guerres de l'empire et des deux invasions (1), que sont dues les maladies graves de l'enfance, qui étaient beau-

---

(1) Sous l'empire, presque toute l'armée avait la gale, y compris Napoléon lui-même, chez qui ce virus développa une maladie de foie dont il mourut. La plupart des soldats, de retour dans leurs foyers, s'étant mariés plus tard, eurent des enfants entachés du même principe ; par suite des invasions, les femmes des campagnes, qui sont nos nourrices, en furent aussi infectées, ainsi que leurs enfants, etc.

coup plus rares autrefois ; je veux parler *du croup, des con-*
vulsions, des fièvres cérébrales, du muguet, du carreau, et
surtout des scrofules que les médecins, pour plaire aux
gens du monde, dissimulent sous le nom *d'affections lym-*
phatiques.

Les dartres ne constituent pas un vice particulier ; elles
dépendent souvent de la syphilis, ou de la gale répercutée,
ou de l'un et de l'autre de ces deux virus réunis chez un même
sujet. Fréquemment aussi, les dartres sont transmises héré-
ditairement, mais presque toujours, dans ce cas, elles sont
les effets des causes sus-indiquées.

L'homœopathie peut seule triompher de ces graves com-
plications, de ces dégénérescences de virus, contre lesquelles
les moyens violents, caustiques ou autres, deviennent funestes au bout d'un certain temps.

Beaucoup de médecins qui répercutent la gale, ne veulent
point lui attribuer les maladies innombrables dont l'expérience a révélé aux homœopathes la véritable cause. Ils ne
manquent point de tourner en ridicule ce que nous affir-
mons, et aiment mieux admettre *des effets sans causes,* que
de renoncer à leur déplorable pratique.

Le bons sens des gens du monde fera justice des traitements répercussifs, dont les dangers viennent d'être si-
gnalés.

DES SCROFULES.

La syphilis et la gale toujours répercutées ou imparfaitement guéries par les traitements usités chez les médecins ordinaires, ont donné naissance, par leur combinaison et leur dégénérescence, à un ensemble de symptômes morbides très variés, qu'on a désigné sous le nom de scrofules. Ce vice attaque *la peau, les glandes, les membranes muqueuses et souvent même les os.*

Avant que la syphilis fût si répandue, et que la gale eût atteint toutes les classes de la société par les diverses voies de contagion que j'ai indiquées, les scrofuleux étaient infiniment moins nombreux que de nos jours ; on en rencontrait surtout dans quelques provinces très pauvres, reconnues malsaines, et regardées avec raison comme capables d'aggraver la prédisposition à cette maladie. Sans doute, dans la plupart des villes, un certain nombre d'enfants de la classe indigente, manquant de soins, logés dans des réduits insalubres, et soumis à une alimentation malsaine ou insuffisante, offraient des exemples de scrofules ; mais, chez les gens riches, on en remarquait bien moins que de nos jours. Il est maintenant peu de familles qui ne voient succomber plusieurs de ses membres à cette redoutable affection.

Les maladies de poitrine, dites tuberculeuses, ne reconnaissent pas d'autre origine, et, comme les médecins ne peuvent rien contre les deux virus, causes premières des scrofules, ils sont complètement impuissants contre la phthisie pulmonaire qui en est le résultat. Aussi, quelles sont les cures obtenues par les plus habiles praticiens, même au premier degré de la maladie ? Chaque famille éplorée répondra pour moi. Quand les tubercules ramollis ont détruit en grande partie les deux poumons, quand le canal intestinal en suppuration met dans l'impossibilité de rien digérer, quand enfin, la diarrhée et les sueurs nocturnes ont épuisé les forces du malade, l'homœopathie sera souvent impuissante ; mais elle offre de grandes ressources au début de cette maladie, à laquelle de nombreuses victimes sont journellement arrachées.

Tout le monde connaît ces hideuses tumeurs résultant de l'engorgement des glandes qui, en s'ouvrant laissent des cicatrices difformes. Personne, en les voyant, ne conservera de doute sur la constitution du sujet ; on sait généralement que les enfants nés de tels parents, participent inévitablement au même vice. La médecine vulgaire combat cette maladie par l'*iode* et ses préparations, mais ce traitement entraîne les plus fâcheuses conséquences : *phthisie pulmonaire, gastrite, atrophie des mamelles et des testicules, impuissance,* etc. L'homœopathie offre seul des remèdes efficaces et sans dangers contre les affections des glandes.

Que deviendraient les oculistes, s'il n'y avait plus de répercussion de la gale et de la syphilis ? Toutes les maladies des yeux sont produites par ces deux virus, et comme les traitements ne combattent jamais la cause du mal, dans les cas les plus heureux, ils sont seulement palliatifs ; souvent aussi, la cautérisation et autres moyens violents employés sans aucune prudence, rendent aveugles des malheureux que l'homœopathie aurait guéris, sans même les faire souffrir.

Je ne puis passer sous silence les maladies du système osseux. Toutes les déviations de la colonne vertébrale, les courbures et difformités des os, tiennent au vice scrofuleux.

Mais il est un genre d'affection beaucoup plus grave, provenant de la même cause, et qui se montre presque toujours rebelle aux soins les plus éclairés. Je veux parler de la *carie des os, des vastes foyers purulents qui en sont la conséquence, du gonflement froid des articulations connu sous le nom de tumeur blanche.* A tous ces maux redoutables, la chirurgie ne sait opposer que le fer ; mais amputer un membre, est-ce en rendre l'usage au malade? Est-ce détruire la cause de la maladie, en un mot, peut-on donner le nom de traitement à un procédé barbare, qui dénote clairement l'enfance de l'art. *Hahnemann,* dans ces cas comme partout ailleurs, s'élève bien au-dessus de nos grands maîtres, il indique des moyens vraiment curatifs, car il sait triompher de tous nos maux.

Qu'il est heureux, le médecin homœopathe, pouvant apporter le soulagement et la guérison à de telles misères ! Les allopathes qui persistent à repousser l'homœopathie, se privent volontairement de grandes jouissances. Que d'opérations inutiles, que de mutilations n'ont pas à se reprocher nos grands chirurgiens, pour n'avoir point pris connaissance des ressources que leur offre vainement l'homœopathie. Le reproche de cette négligence est si bien fondé, que jamais un malade ne devrait se décider à subir une grande opération chirurgicale, avant de s'être assuré de sa nécessité absolue, auprès d'un homœopathe habile.

RÉSUMÉ DES CONSEILS.

Chez une personne qui n'a jamais eu de blennorrhagie, tout écoulement survenu du troisième au quinzième jour après le coït, sera regardé comme vénérien, surtout s'il augmente d'intensité, pendant plusieurs jours, avec accompagnement de douleur et cuisson en urinant.

Beaucoup de jeunes gens craintifs deviennent, sans être malades, victimes des charlatans, et voici comment : après s'être imprudemment exposés, ils tremblent d'avoir contracté la gonorrhée, et pour s'en assurer, ils se pressent le gland à chaque instant, afin de voir s'ils n'amèneront pas la preuve de la maladie redoutée. Il résulte de cette irritation mécanique, une inflammation du canal de l'urètre et un écoulement qui vient uniquement de cette mauvaise manœuvre, dont ils doivent complètement s'abstenir, en attendant tranquillement leur sort.

Si le sujet actuellement compromis a déjà eu d'autres gonorrhées répercutées, il peut le plus souvent croire à une récidive ; mais, dans les deux cas, il y a infection positive, il est indispensable de recourir à un traitement curatif.

La blennorrhagie, traitée à son début par le copahu, le cubèbe, les astringents, injections, cautérisations, ne pouvant être guério, celui qui se marie, après l'emploi de ces palliatifs, est très souvent exposé à rendre sa femme malade et à avoir des enfants malsains.

Avant ces salutaires avis, quand les jeunes gens, sur la foi de leurs médecins, compromettaient ainsi leur avenir, on ne pouvait que les plaindre : aujourd'hui, ils seraient inexcusables.

Le chancre, traité par les moyens externes, entraîne des conséquences aussi funestes, même quand il n'offre plus depuis longtemps aucun symptôme apparent. Dans ce cas, il n'y a plus de traces externes de la maladie, mais le vice est répercuté, et l'absorption, chez la femme, d'une semence nécessairement impure, suffit, au bout d'un certain temps, pour lui vicier le sang. Aussi combien ne voit-on pas de jeunes sujets succomber dans les premiers mois ou dans les premières années de leur vie, à des symptômes rebelles et bizarres dont on ne peut se rendre compte? C'est la syphilis qui les conduit au tombeau, parce que leur père, s'en rapportant à des médecins aveugles, s'est marié, conservant encore dans le sang le vice vénérien qui avait seulement cessé d'être apparent.

Comme de la déclaration formelle de deux médecins attachés à l'hôpital des vénériens, il résulte : qu'on ne peut être sûr d'être guéri par le *mercure* ou l'*iodure de potassium*, quelque quantité qu'on ait prise de ces médicaments, quelle qu'ait été la durée du traitement, même le plus méthodique ; ordinairement les gens de l'art conviennent volontiers qu'on est encore sous l'influence syphilitique, quand des accidents consécutifs évidents se manifestent, tels que *ulcères de la gorge et du nez, engorgement et suppuration des glandes, carie des os, exostoses, douleurs nocturnes dans les os*, etc. ; mais il est beaucoup d'autres souffrances, tenant au même virus, etqui sont souvent méconnues, je veux parler d'un grand nombre de *névralgies, d'affection des muscles ou des articulations, de douleurs de tête très variées et rebelles, accompagnées de chute des cheveux, de carie des dents, ainsi que* beaucoup de *maladies de poitrine, d'estomac, d'intestins, de matrice*, etc. Le virus vénérien dégénéré peut donner lieu à tous ces symptômes morbides, dont un traitement spécifique peut seul triompher.

Les malades atteints de récidives vénériennes trouveront, dans la nouvelle médecine, des secours très efficaces ; mais s'ils sont actuellement sous l'influence du mercure ou d'autres traitements récents et multipliés, ils feront sagement de suivre un régime doux, et de s'abstenir de tout agent médicinal pendant quinze jours, trois semaines, ou même un mois, si leur état ne présente rien d'alarmant ; car, après ce. laps de temps, les médicaments homœopathiques agiront avec beaucoup plus de certitude, quand l'économie ne sera plus sous l'action immédiate de poisons toujours violents, aux doses où l'ancienne médecine les administre.

Vous tous, jeunes gens, pour lesquels j'élève la voix, à la moindre apparition d'un symptôme syphilitique, songez à l'homœopathie, si vous voulez vous préserver des maladies chroniques, qui empoisonneraient votre avenir, et fuyez les prétendus guérisseurs spécialistes, dont l'impunité n'existe que parce que leurs victimes sont condamnées au silence, par la nature de leur maladie.

Paris. — Imprimerie APPERT-VAVASSEUR, passage du Caire, 54.